VIVIR DESPUÉS DE LA GUERRA

Sergio Andrés Rosales Baeza

VIVIR DESPUÉS DE LA GUERRA

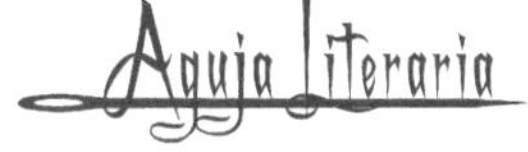

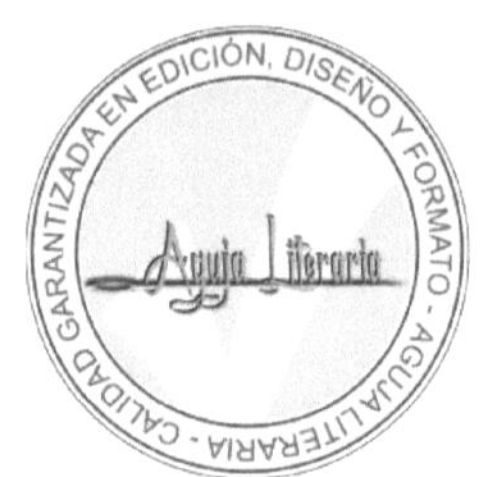

PRIMERA EDICIÓN
Agosto 2023

Editado por Aguja Literaria
Noruega 6655, dpto. 132
Las Condes - Santiago de Chile
Fono fijo: 56 - 227896753
E-Mail: contacto@agujaliteraria.com
www.agujaliteraria.com
Facebook: Aguja Literaria
Instagram @agujaliteraria

ISBN
9789564090832

Nº INSCRIPCIÓN:
2023-A-4107

TAPAS:
Imagen de Portada: Sergio Andrés Rosales Baeza
Diseño: Jimena Cortés

IMÁGENES AL INTERIOR
Sergio Andrés Rosales Baeza

Agradecimientos

Esta dura experiencia, me ayudó a vivir la vida de otra forma, estoy seguro de que crecí y soy más feliz. Le gané al destino. La experiencia me hizo ser más cuidadoso con los contagios, no he olvidado que el virus vino para quedarse, a mi casa llegó en dos nuevas ocasiones, gracias a Dios no fue tan grave, pero está ahí, al acecho.

A Sandra, mi compañera de viaje, mi amor infinito, estuvo a mi lado siempre, sin ella este relato no habría visto la luz.

A mis hijos, compañeros incondicionales, presentes y cariñosos. Para ellos todo mi amor y agradecimiento.

Al equipo de la UCI de la Clínica Alemana de Santiago, encabezado por los doctores Gerónimo Graf y René López, las enfermeras Paola, Anita, Marcela, Érika y Diana, los kinesiólogos Felipe, Huguito y Agustín; a mis queridas auxiliares infinitas gracias por su ayuda y por su noble vocación. Larga vida para todos y que Dios los guarde para siempre.

ÍNDICE

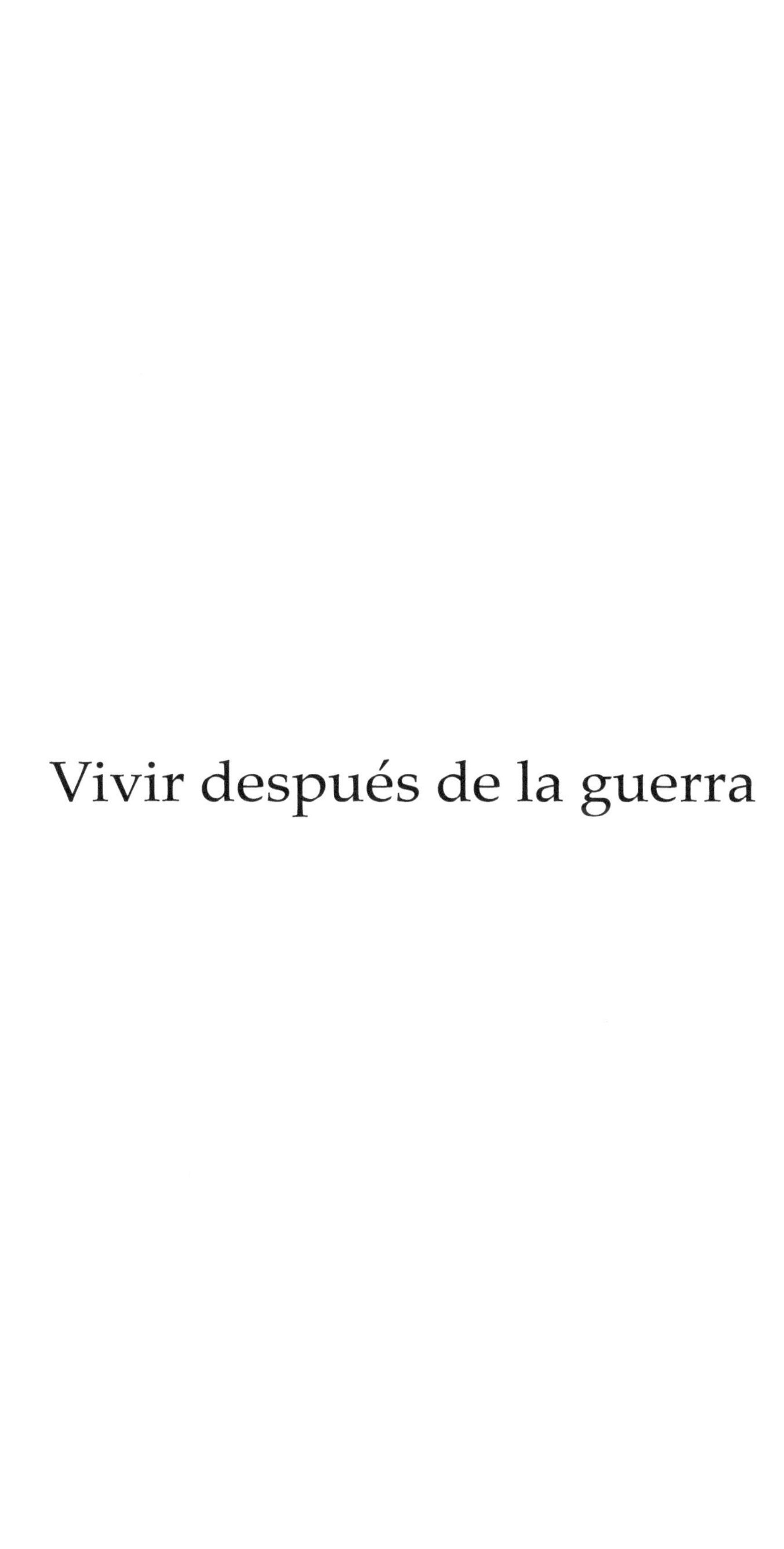

Vivir después de la guerra

Estaba feliz, mi retiro del mundo laboral por fin me permitiría realizar las cosas que había postergado durante tanto tiempo, no eran grandes proyectos, por el contrario, se trataba de cosas hogareñas, domésticas, pero siempre postergadas por la excusa de un trabajo duro, la oficina erala causante de todo aquello.

Visitar a menudo a mi madre y a mis hermanas, andar en bicicleta, cortar el pasto, seguir restaurando mi auto antiguo, y viajar al Sur estaban en la lista de pendientes.

Mientras tanto un virus mortal se estaba incubando en China y empezó a cobrar las primeras vidas, el Gobierno chileno tomó medidas, por suerte nosotros estábamos lejos de aquello.

Pero algo inesperado sucedió; el virus llegó a Chile antes de lo esperado y golpeó nuestra puerta. De ahí en adelante, la oscuridad. La lista de pendientes no se cumpliría, esta vez por causa del Covid, el virus mortal una vez más postergaría mis deseos.

En este relato, les cuento cómo fue mi dura lucha contra el virus más mortal que ha atacado a la humanidad, el temor a morir, la dura y larga rehabilitación y mi acercamiento a Dios.

Urgencia

La urgencia, el temor a morir sin anuncios y las duras noticias, se transformaron en mi nueva vida, con Dios como compañero iniciaría un largo viaje de miedo y soledad, mi mente se apagó durante un tiempo y me reencontré con mi familia después de seis meses.

Por fin a vivir de nuevo, la alegría de vivir. Fue una guerra, la dura lucha contra el Covid en aquellos seis meses hospitalizado.

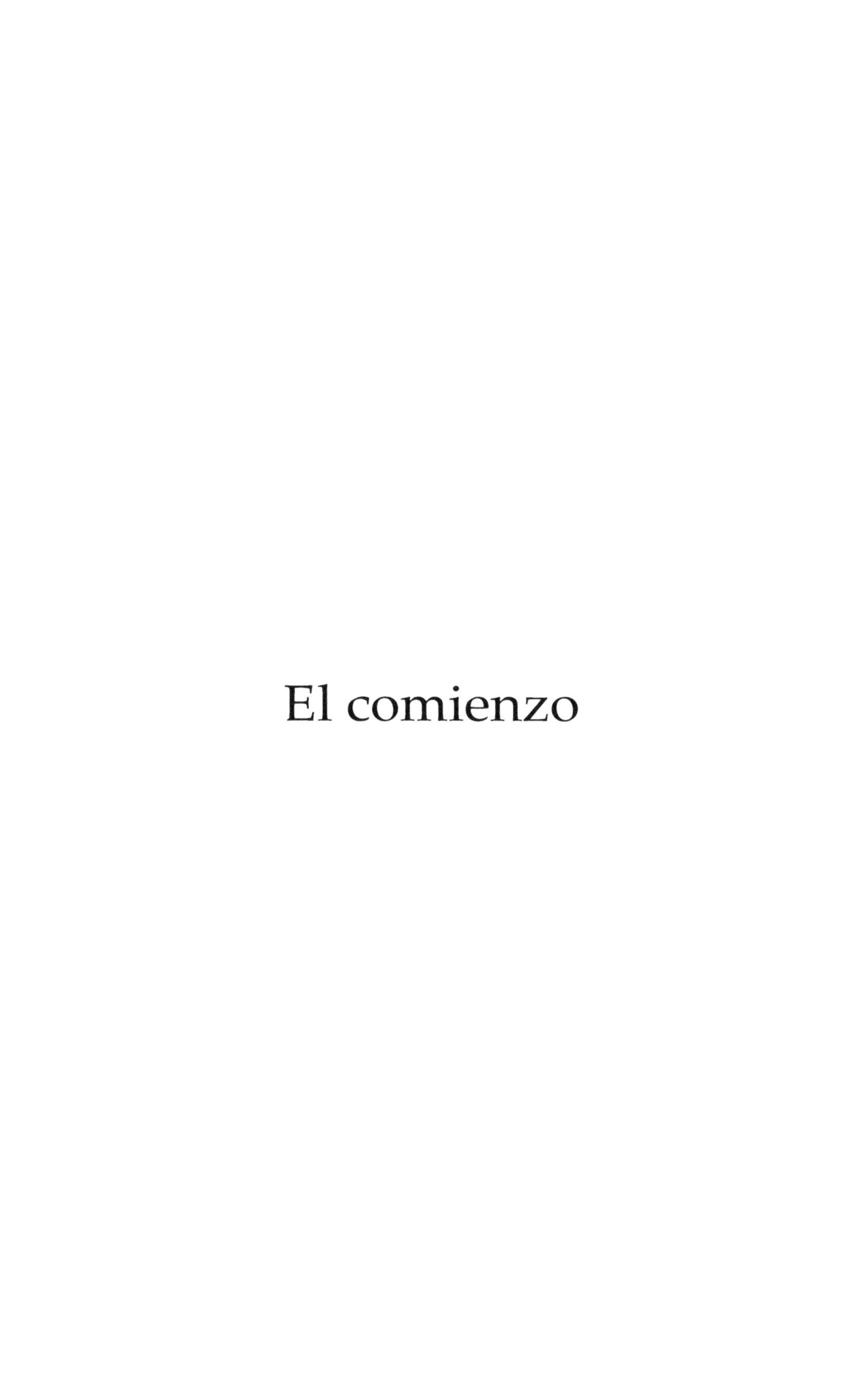

El comienzo

Era invierno y esa mañana del 23 de Julio del 2020 era particularmente fría, el frío y las noticias traían dolor, recibimos la noticia del fallecimiento de dos grandes amigos, todo eso nos puso mal. El Covid había llegado de golpe, por días parecía que no llegaría, que las vacunas en desarrollo en algunos laboratorios del mundo llegarían pronto y la humanidad sobreviviría, no fue así.

Las noticias seguían mostrando los primeros fallecidos, el agotamiento de camas y respiradores, los casos más graves, las estadísticas e imágenes perturbadoras de gente fallecida en las calles de Europa y América Latina. Ver televisión ya no era recomendable, el temor unido a las noticias era la peor combinación.

Comenzaba a sentirme mal, pero tranquilo, pensé en la sugestión, el bombardeo de noticias era brutal. El temor de pasar a una condición crítica era una opción no deseada, mentalmente la posición prono, las mangueras y respiradores me tenían acorralado. La fiebre y el sueño me obligaban a pensar solo en eso, me preguntaba en solitario si me asfixiaría con las máscaras. No quería pasar por eso, el miedo, el dolor, los medicamentos, los ruegos me tenían con mucho, mucho miedo.

Ya no estaba sucediendo solo en China, Italia o Francia, era aquí, y peor que eso, ya estaba en nuestra puerta. De ahí a entrar era cosa de horas, a pesar de todos los resguardos tomados para evitarlo.

Sandra, mi mujer se convirtió en enfermera, me tomaba la temperatura y media mi saturación cada media hora, me daba líquidos y comidas como a un enfermo. Recuerdo su rostro y el de mis hijos con mucha preocupación, era lógico, las noticias nos mantenían alerta, era la guerra.

Los días eran grises y mi cuerpo no respondía, la fiebre subía y la saturación bajaba, ya tenía el claro síntoma de que el virus habitaba en mi cuerpo, moriría.

Las noticias seguían entregando estadísticas terroríficas, los cuidados para evitar el contagio, las imágenes de las primeras víctimas fallecidas esperando en una camilla los fríos pasillos de todos los hospitales del país, doctores y enfermeras cubiertos con trajes especiales batallaban en largos turnos contra el enemigo. Ellos se transformaron rápidamente en los héroes de la jornada. Sus agotados rostros delataban el esfuerzo realizado, la fuerza del enemigo los superaba. La ausencia en sus hogares, la falta del abrazo familiar era reconocido y aumentaron su heroísmo, la gente espontáneamente comenzó a reconocerlos como los salvadores de la humanidad.

El mundo se transformó, la comunicación era solo virtual, muchos ancianos quedaron aislados, y lograban ver y escuchar a sus hijos y nietos a través del teléfono. Eran momentos de recogimiento, la escasa comunicación apenas alcanzaba para pedir alimentos y medicamentos. No había duda, el mundo estaba cambiando, las compras se hacían a través de entregas realizadas por otros valientes actores, los deliverys que dejaban alimentos, medicamentos y artículos de aseo afuera de las casas, y luego de unas horas los dueños las retiraban y utilizaban después de un intenso protocolo de sanitización.

Así pasaban los días, la fiebre aumentaba cada hora, y llegó el momento de la urgencia. Sandra me obligó a ir al examen de rigor, estaba claro para ella, los síntomas se lo hacían saber. Yo también lo sabía, me sentía muy mal, pero el miedo me paralizaba.

Con ciertos momentos de inconciencia, veía que Sandra conducía más rápido que lo habitual, yo iba con los ojos cerrados pero podía adivinar el recorrido de cada calle y el ingreso a la clínica. Ahora recuerdo que esa misma sensación la tuve seis meses después, en la ambulancia que me llevó a casa después de seis meses de esperanza.

Fue demasiado tarde, ingresé por urgencia con claros signos de contagio, aterrado y con la esperanza de volver pronto a la casa con algún medicamento para recuperar mi estado de salud lentamente. No fue así, obviamente debía internarme, aquí mi temor aumentó, ya estaba sucediendo lo peor.

Iba todo muy rápido, quedé solo, a Sandra la perdí en urgencia, las enfermeras lejos de calmarme aumentaban mi temor, me pusieron una máscara y sentí que me asfixiaba, todo eso ya lo había visto, de ahí al final era cosa de horas. Luego, posición decúbito prono, y para no soltarme de las máquinas, fui amarrado de pies y de manos en la camilla clínica, la desesperación cundía: entendía que se trataba de mi vida o mi muerte. Lo sabía, el momento llegaría tarde o temprano, solo dependía de mí. Me encomendé a Dios.

El despertar

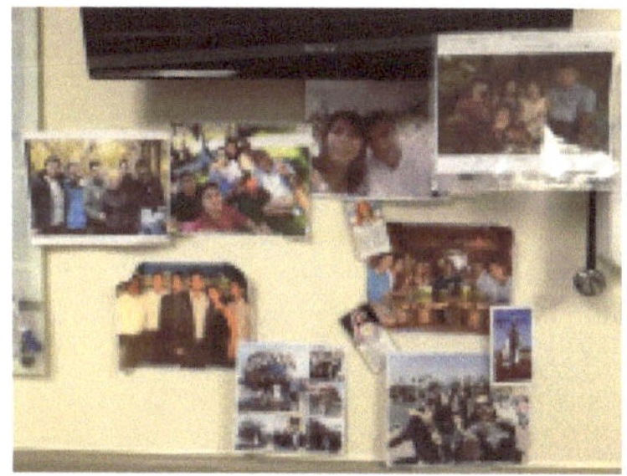

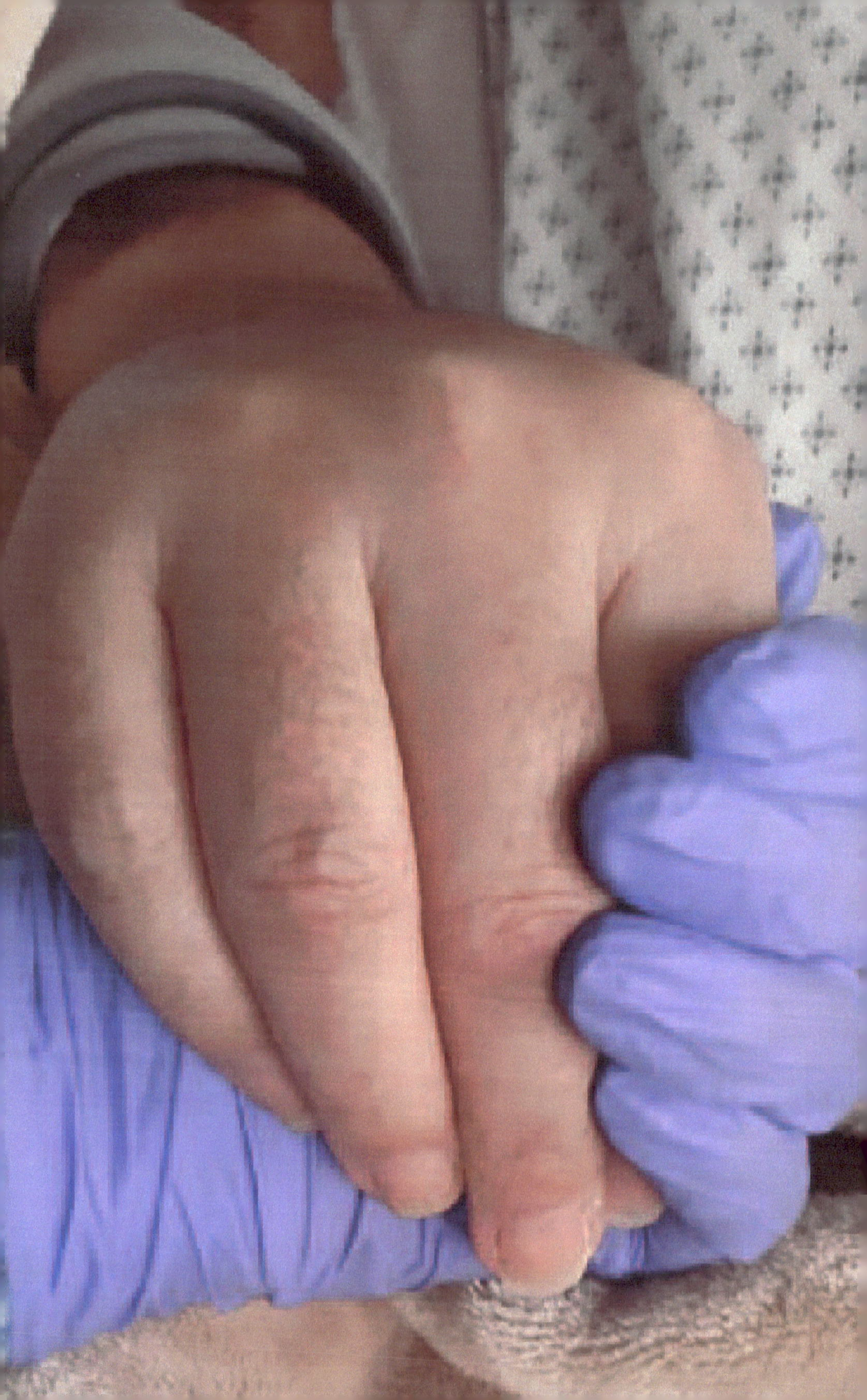

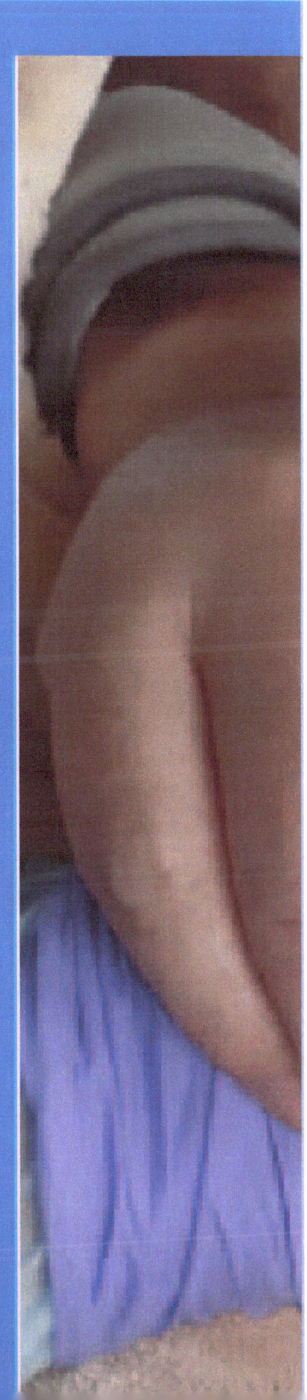

Abrí los ojos y rápidamente reconocí donde estaba, recordé el recorrido y el momento cuando llegué. Al principio me alegré, luego tuve dudas, llegué en tales malas condiciones que pensé, tal vez ya estoy muerto. Me preguntaba si las enfermeras me informarían sobre mi estado de salud, pero no hablaban mucho, el panorama no era bueno, aun así se mostraban amables y sonrientes.

Estaba lúcido, pero muy mal, dormía poco y las pesadillas, la fiebre, la soledad y las noticias me tenían mal.

Habían pasado tres meses, y mi cara mostraba los efectos de los corticoides y el abdomen morado por las inyecciones de insulina.

De pronto una joven mujer me acarició la frente y acercándose a mi oído susurró, "soy yo, Sandra, se acuerda de mí, soy Sandra su esposa". Sabía que la conocía, sus ojos grandes me miraban y sonreían, aún con la mascarilla protectora la encontraba linda, quería, pero no podía recordar su rostro y su cabello. Las enfermeras continuaban sonriendo y me decían: "Alégrese, don Sergio, es usted un hombre afortunado, su esposa ya está aquí, ella ha estado siempre a su lado. Ve esas fotos y esos santitos ahí, ella y sus hijos han rezado mucho por usted, él lo trajo de vuelta, estamos todos felices.".

Me aferré fuertemente a su mano, y con lágrimas en los ojos agradecí a Dios, ellos me acompañaron en el largo viaje.

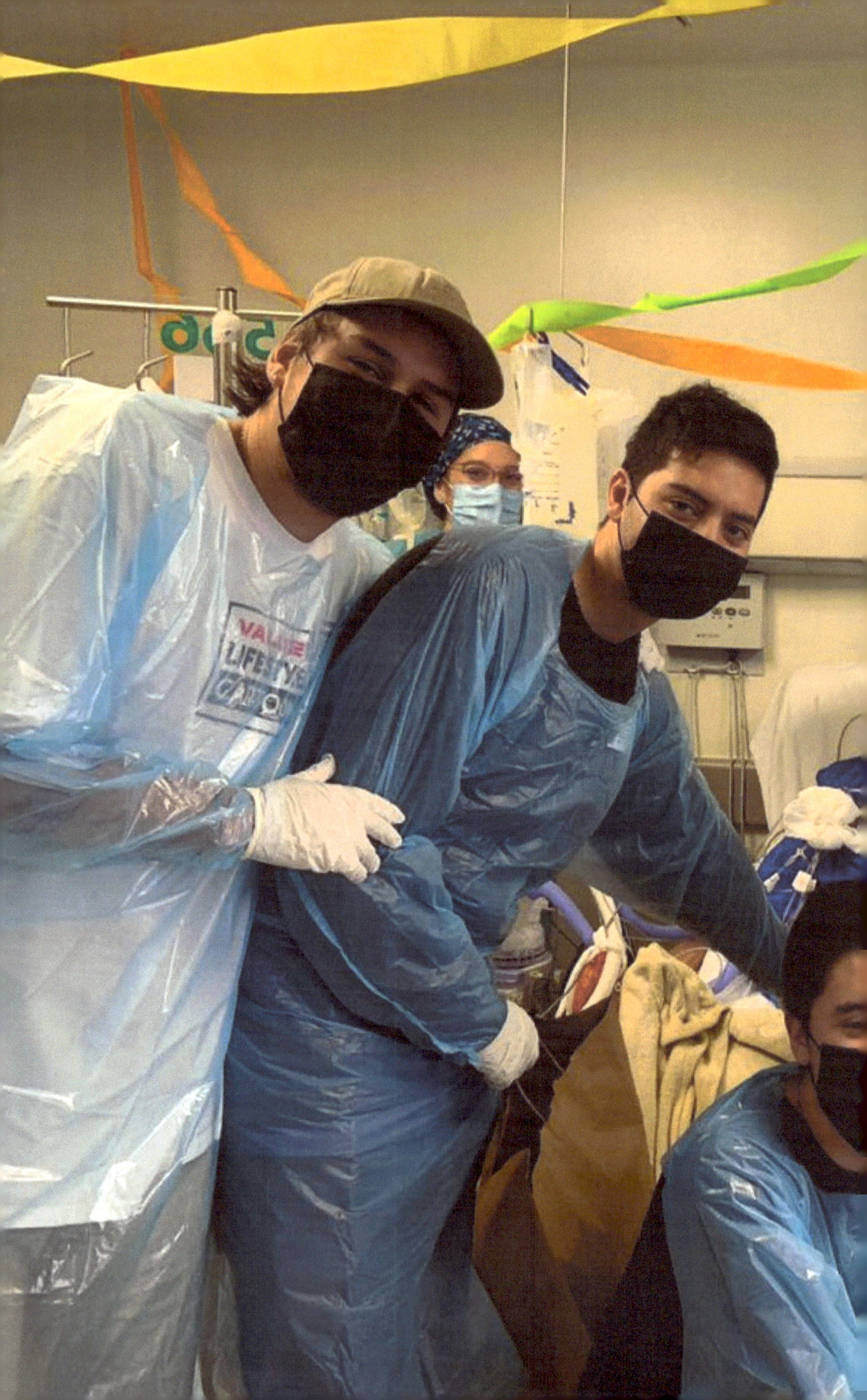

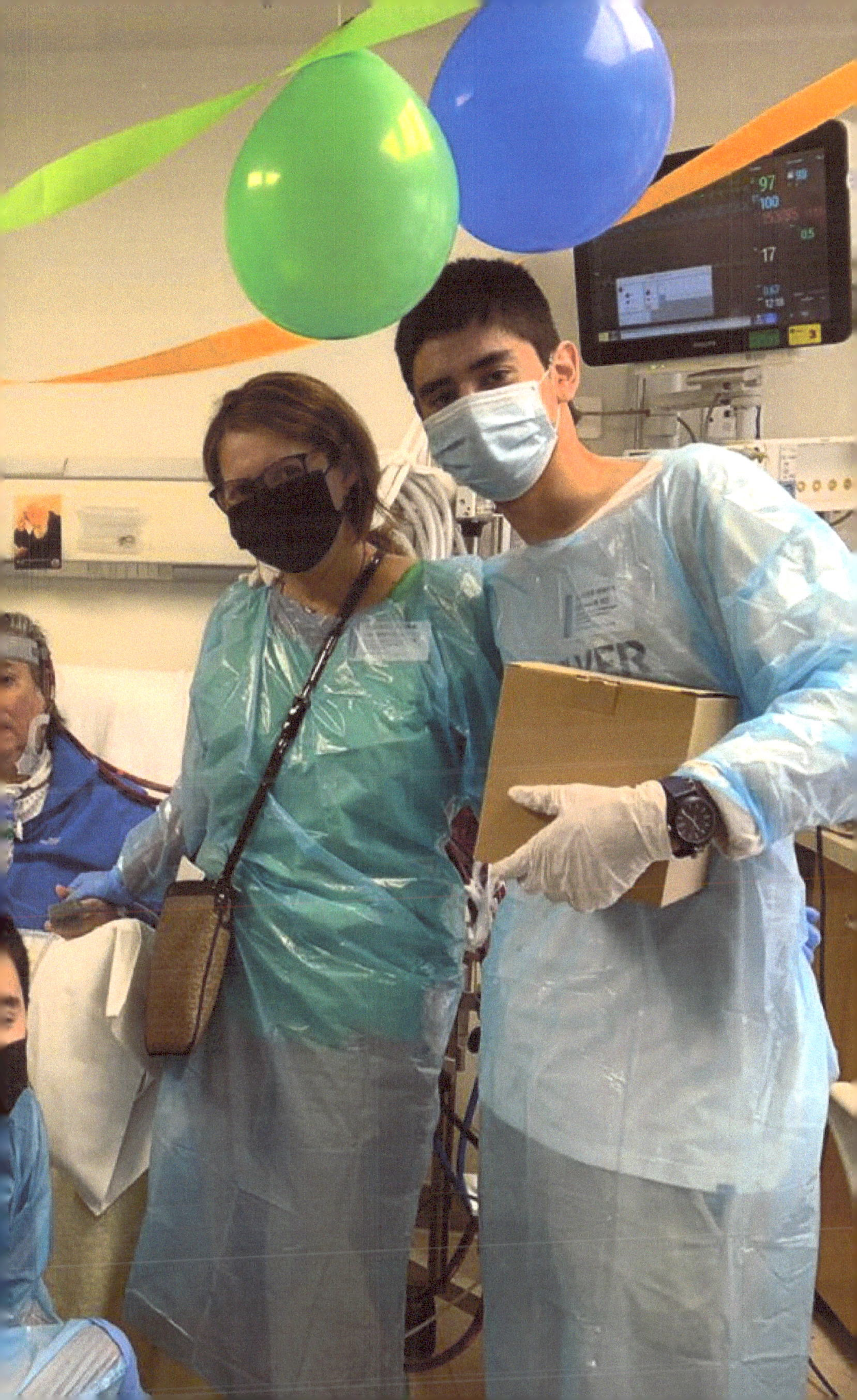

Viviendo con el enemigo

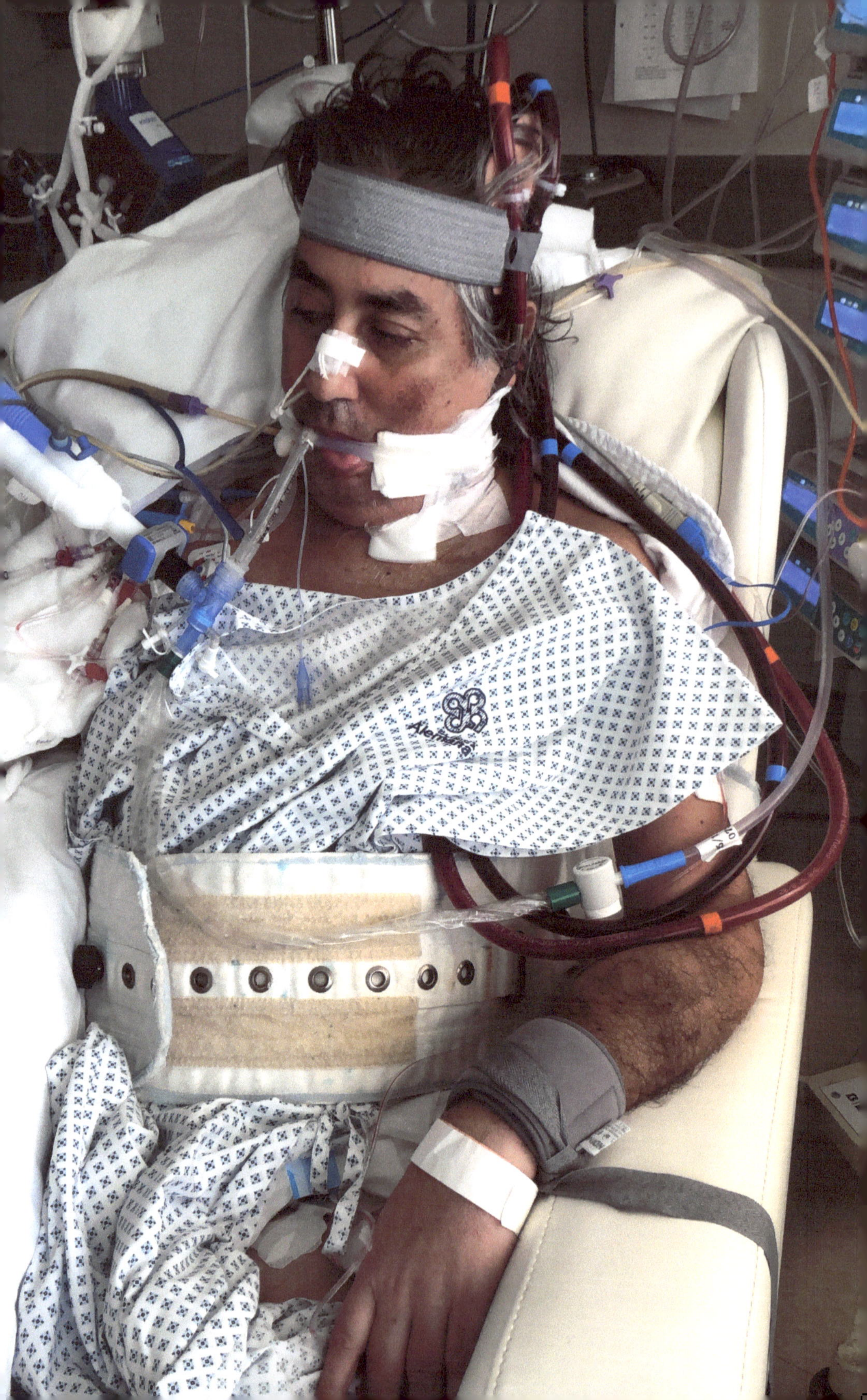

Pasaban los días y seguía atado a la camilla, y mi cabeza inmovilizada con un cintillo y otras sondas, esperaba a alguien que me liberara de la camilla, a pesar de todo estaba todo muy tranquilo, me había salvado, no estaba solo. Pensaba en mis hijos y miraba a través de los barrotes de la camilla, tratando de adivinar qué calle era la que daba a mi ventana, no lograba identificarla. Las enfermeras y auxiliares me atendían con cariño y me administraban los medicamentos y alimentos a través de tubos y mangueritas. Estaba inmovilizado y sin voz, dos traqueotomías afectaron temporalmente las cuerdas vocales y me comunicaba con gestos. En cada momento me hacían ver la gravedad de mi enfermedad y el tiempo que llevaba en recuperación, me costaba creerlo.

Los días pasaban lentos y eran iguales, la rutina comenzaba con los cambios de turno y abarcaba desde la toma de medicamentos, inyecciones y sopitas de enfermo hasta el aseo y la visita del doctor. El chequeo de signos vitales y revisión de indicadores era una constante durante el día. El resultado de cada examen terminaba con cambio de dosis según los avances o retrocesos de alguna infección.

Recuerdo a Paola, la enfermera jefa me interrogaba diariamente para ubicarme en el tiempo y en el espacio, y a don Sergio, dígame qué día es hoy. Para ayudarme un poco, pegaba un cartel con la información en el closet, yo obedientemente repetía con gestos, no tenía voz y seguía intubado. Hoy es jueves 24 de octubre de 2019.

Luego de algunos días logré ubicarme completamente, Paola y la televisión me ayudaron a conseguirlo, a los pocos días ya no me interesaba mucho el día y traté de no pensar en ello. Me enfocaría de lleno en la rehabilitación, necesitaba volver a casa, allá me esperaban.

Era increíble, me alegraba porque estaba ahí, estaba lúcido y podía comunicarme, pero la televisión seguía martillando mi mente con noticias deprimentes. Rápidamente me di cuenta que no solo el COVID mataba a la gente, también era la violencia callejera desatada y los asaltos y robos en la ciudad; el saqueo de supermercados ya era parte de la escena. A ratos calculaba cuanta plata debería pagar y como lo haría. La Guerra estaba afuera y el tiempo seguía oscuro.

La rehabilitación

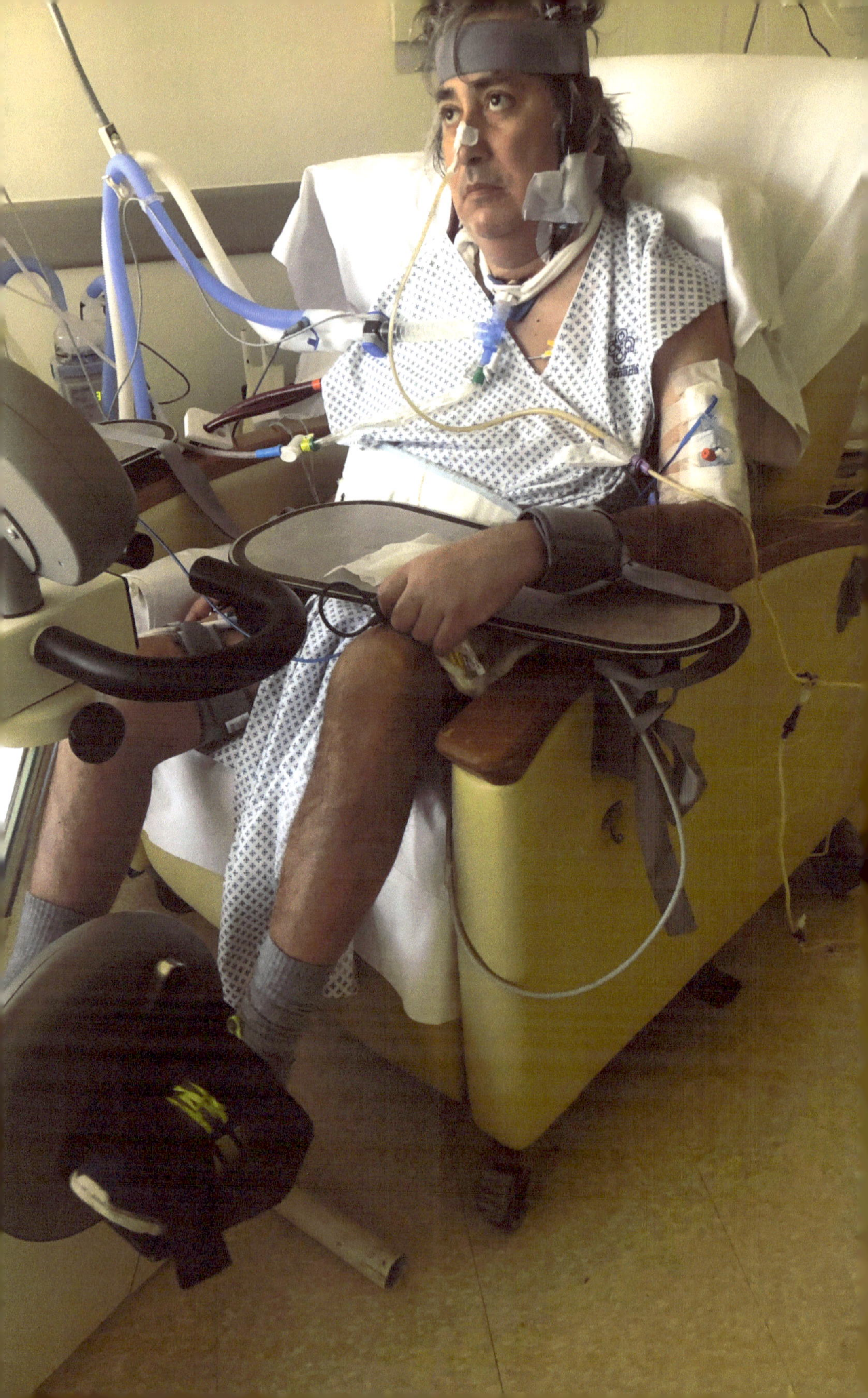

Mi mundo comenzó a cambiar, por fin entraba en etapa de ejercicios, debía fortalecer mi cuerpo y recuperar masa muscular. El tiempo transcurrido sobre la camilla durante esos meses dejó huellas en mi cuerpo. La insulina, corticoides, anticoagulantes y otro gran surtido de medicamentos, llenaron de moretones mis brazos y abdomen. Pero el ECMO, el suero y otras sondas, no eran impedimento para realizar los ejercicios diarios. Recuerdo que al comienzo la ayuda para ponerme de pie, abrocharme las zapatillas y vestirme como gimnasta, era algo que las asistentes realizaban todos los días. Comenzar "de a poquito" era la misión del equipo, pedalear en la cama apoyado sobre cojines durante diez minutos, algo difícil, luego en otra bicicleta y sentado en un sillón. Debía llegar a los sesenta minutos, era interminable y doloroso, mi corazón y pulmones estaban exhaustos.

Mi afán por lograr el alta médica ayudó en lo físico y en lo espiritual, me sentía mucho mejor, la ayuda de los kinesiólogos funcionaba. La caminata diaria por los pasillos de la UCI se convirtió en el momento más esperado del día, disfrutábamos cada paso, con mi parlante en todo el recorrido. Los seis ayudantes me daban fuerza, y los gritos de alegría por los resultados terminaban cada tarde con la música disco que tanto nos identificaba.

Los días no eran iguales, realizar mis ejercicios diarios me mantenía alerta y feliz; era yo quien pedía los equipos para realizar las rutinas, superaba los tiempos estimados. Pedalear una hora en la bicicleta era un excelente resultado para obtener el alta tan añorada; comer solo y con cuchara también se convirtió en un logro.

Estos ejercicios los realicé durante varias semanas, el resultado era cada vez mejor, el doctor Graf me veía y felicitaba; estaba listo, solo faltaba el anuncio. Las auxiliares, enfermeras y kinesiólogos eran mis principales motivadores. Antes de cada sesión, una coreografía discotequera me ayudaba a cumplir con los resultados.

Al fin llegó el gran día, esperaba con ansias la noticia. "Puedes partir a casa mañana mismo", me dijo el doctor Graf, y vino la emoción nuevamente. Había ganado la guerra, solo tenía que rehabilitarme. Las secuelas no me importaban, la sequedad en la garganta y el cansancioproducido por la fibrosis pulmonar eran un tema menor. Recuperaría mi mano izquierda y la pérdida de audición en poco tiempo.

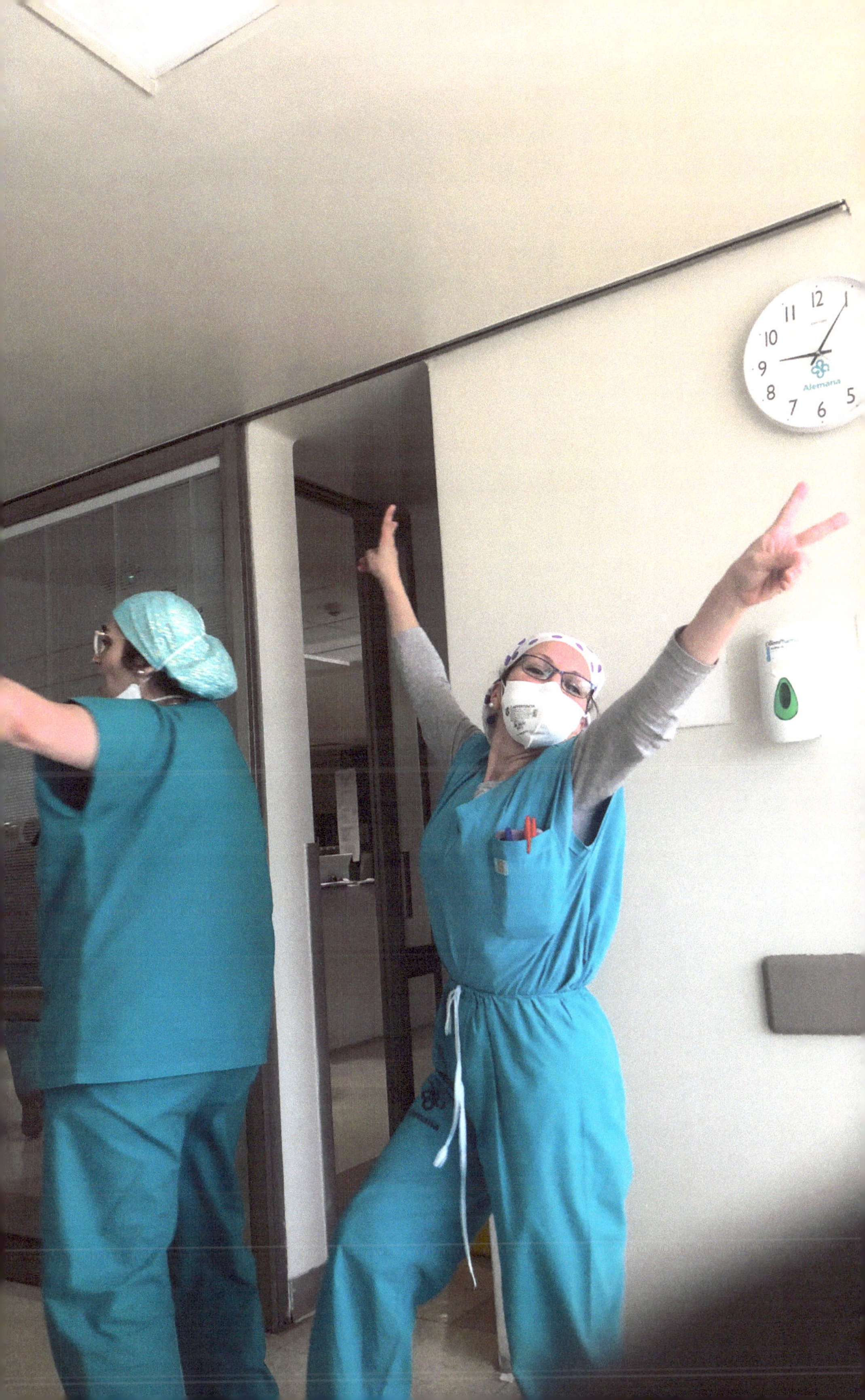

La despedida

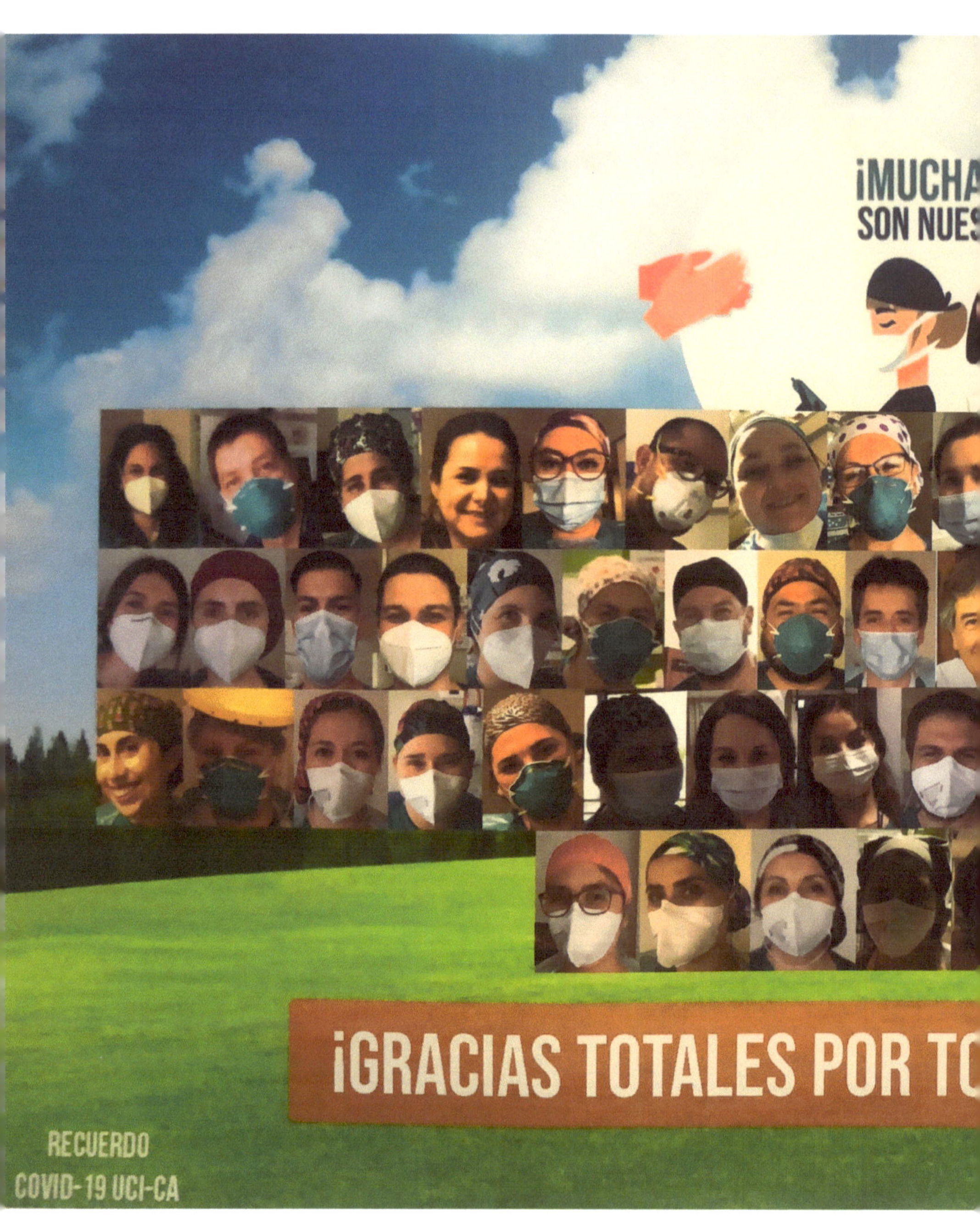

¡MUCHA
SON NUES
¡GRACIAS TOTALES POR TO
RECUERDO
COVID-19 UCI-CA

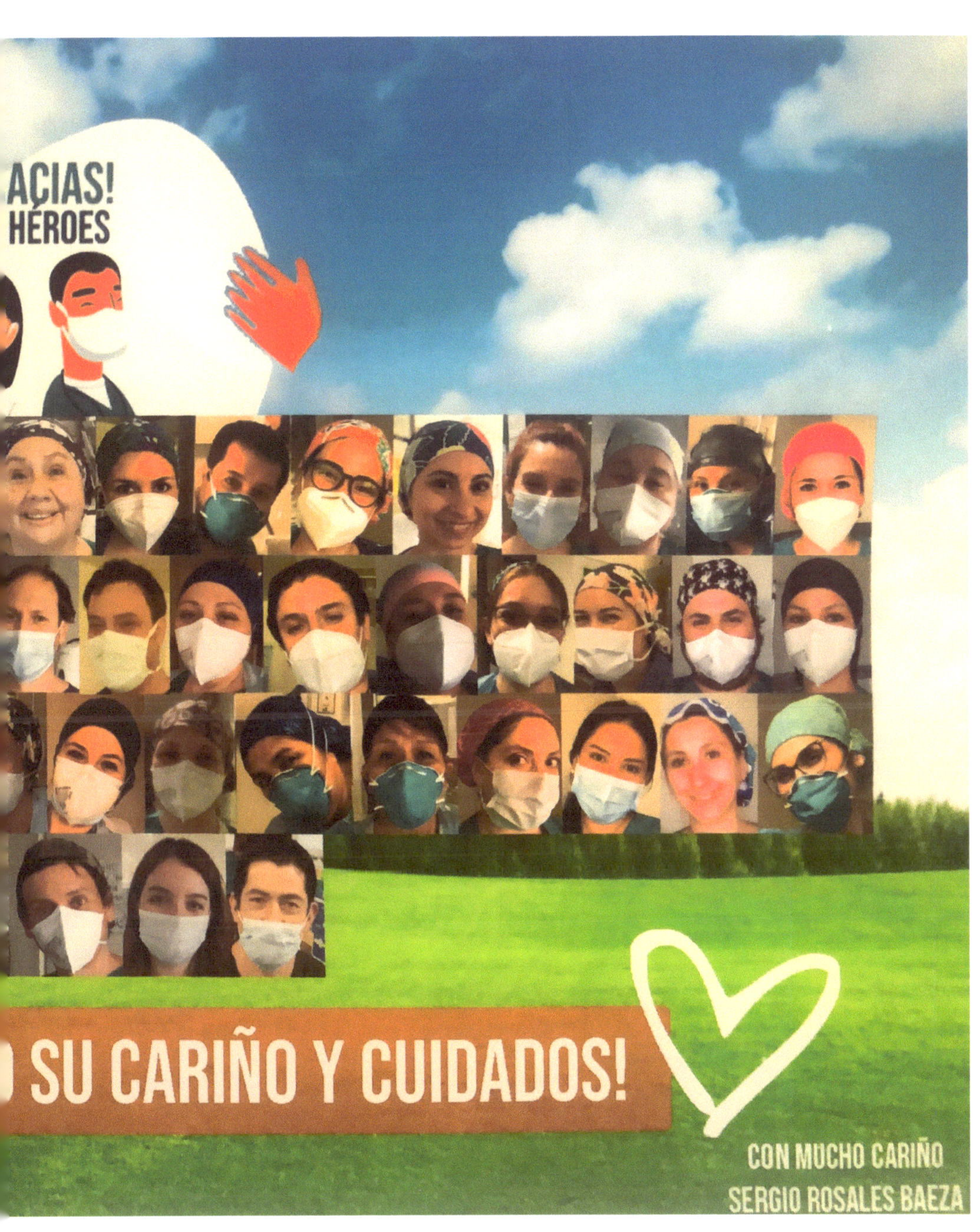
ACIAS!
HÉROES
SU CARIÑO Y CUIDADOS!
CON MUCHO CARIÑO
SERGIO ROSALES BAEZA

No pude dormir en ningún momento, estaba un poco loco, tenía que irme, solo esperaba ver por fin la silla de ruedas esperándome en la puerta. La despedida fue emocionante, el tiempo aumentó el cariño, todo el personal de la UCI se convirtió en mi gran amigo; la música discotequera que sonaba en cada caminata por el largo pasillo nos acompañó durante meses y profundizó el lazo. "Se va nuestro paciente favorito", decían las enfermeras. Me gustó sentirme apreciado. El tiempo me transformó en un paciente ejemplar y obediente, lo que me recompensó con los mejores postres y con los equipos para ejercicios más rápidos; tal como un niño mimado, tenía todo lo que quería.

Allí estaba, con el ticket y la maleta en la mano, esperando llegar a mi ansiado destino. Ya le había sacado fotos a cada uno y Sandra les entregaría el collage en la despedida. Era una forma de agradecer tanto cariño.

El pasillo adornado con globos señalaba el adiós, en mis ojos se asomaron las primeras lágrimas y el recuerdo imborrable quedó grabado en mi mente para siempre. Los rostros y manos de cada uno fueron parte del adiós, era historia; los aplausos, los afiches y los mensajes hicieron que afloraran lágrimas en cada uno de los presentes. Había estado tan contenido durante tanto tiempo, ellos habían salvado mi vida.

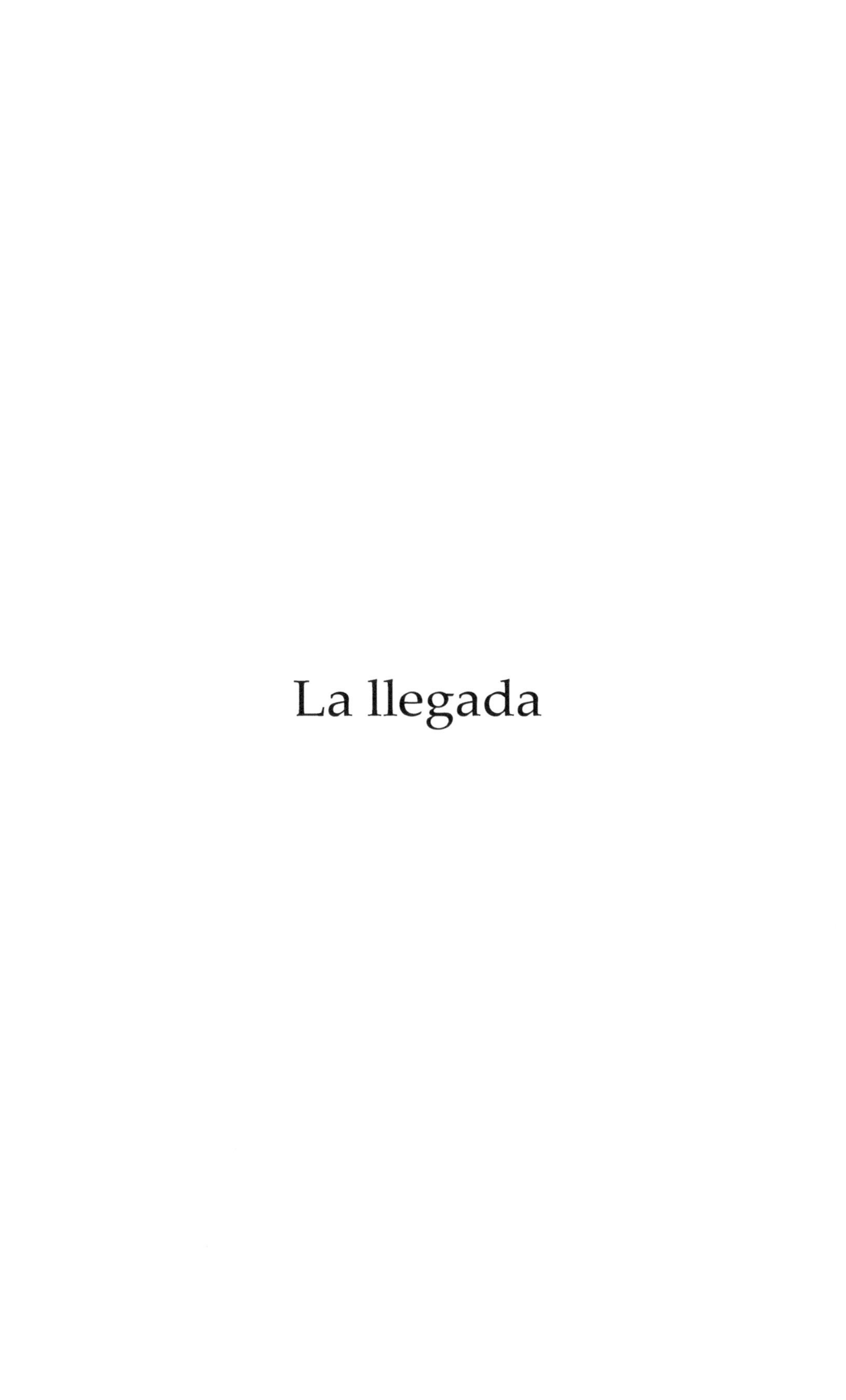

La llegada

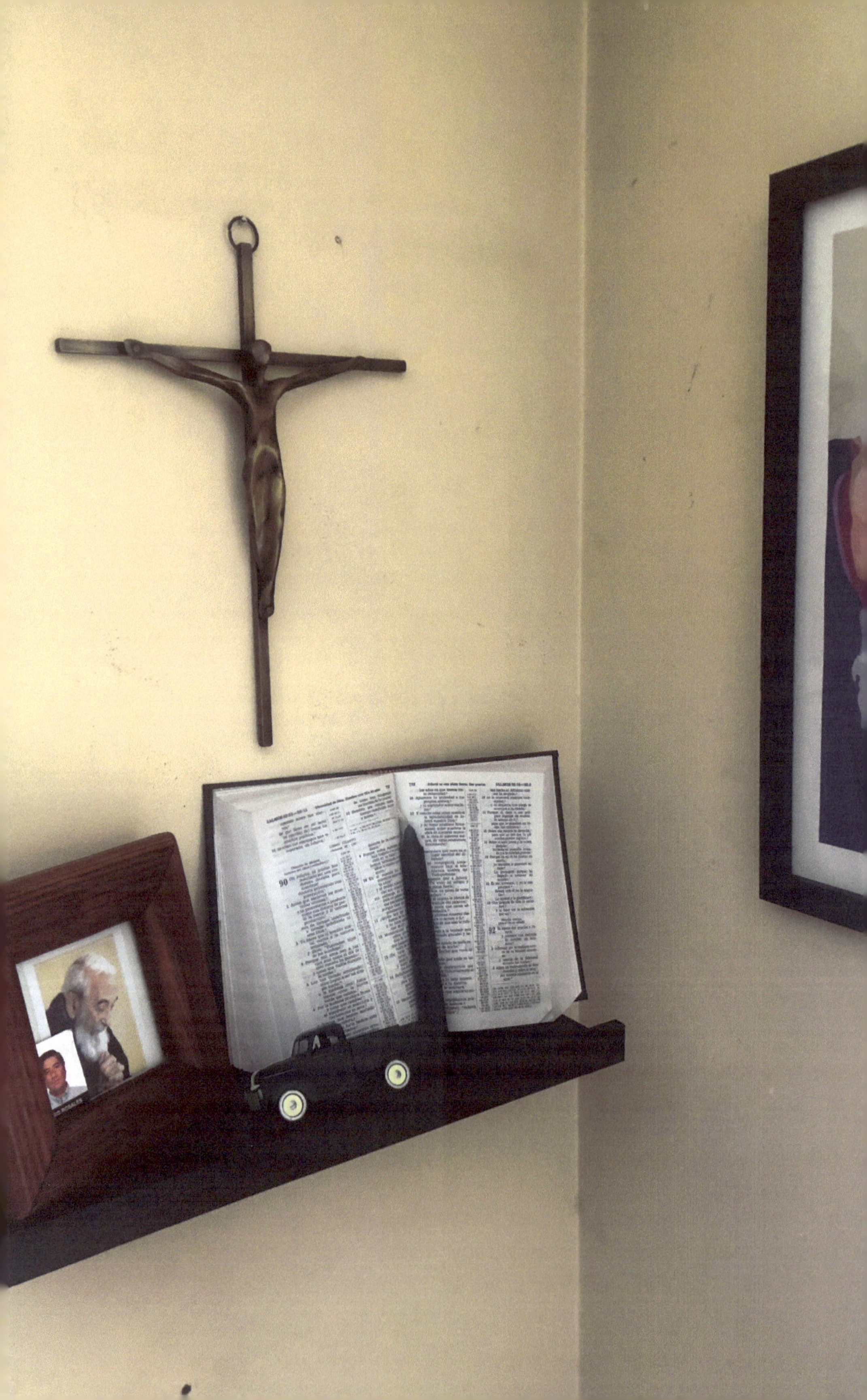

Al fin regresaba al hogar, recuerdo el comienzo de esta historia, con el mismo recorrido, pero al revés. Cerraba los ojos y podía adivinar el camino de regreso, aunque había pasado demasiado tiempo. Sandra y un comité de bienvenida me esperaban con globos y pancartas, similar a la despedida; era un lindo día. Si bien me sentía feliz de ver a toda mi familia y a algunos amigos, sentía algo de nostalgia por el imborrable recuerdo de mis amigos cuidadores.

De vuelta en mi hogar, las mesitas fueron cambiadas por barras en la pared y baños, en el dormitorio un tubode oxígeno y los medicamentos, y cercano a la ventana, un pequeño altar donde cada noche, Sandra y los chicos leían pasajes de la Biblia y rezaban por mi recuperación. Estaría en cama por un par de días antes de iniciar la dura rehabilitación.

Todavía en cama, el fantasma del virus llegó otra vez. La fiebre estaba de vuelta, hicimos un llamado con urgencia a los doctores, quienes recomendaron una nueva hospitalización. Estaba atormentado, nuevos exámenes determinaron que había contraído una infección urinaria que me mantuvo por otra semana en la clínica.

Mi ánimo no era bueno, me había costado tanto superar el Covid, había esperado meses para volver conlos míos y recomenzar mi vida; el hecho me frustró y me tumbó. Los exámenes e inyecciones me apagaron, sin deseos de nada, la recaída frustró mis expectativas. Estaba de vuelta con las enfermeras, pero con ellas las inyecciones a la vena y el suero. Después de veinte días entre la clínica y la casa, con la ayuda de antibióticos en la rígida y amoratada muñeca derecha, los medicamentos surtieron efecto y me recuperé.

Pararme apoyado de la cama fue un gran avance, mantener el vital ejercicio clínico de tragar agua y comida fue un éxito. No lo sabía, pero esta natural acción es vital para los enfermos de fibrosis pulmonar y traqueotomías. Después vendrían otros desafíos, como peinarme y lavarme los dientes solo.

Recuerdo cada tarde en que July, nuestra nana, me llevaba un jugo amarillo y sanador; por las noches prendía una velita y rezaba junto a su madre, que la acompañaba desde Lima. Cómo no iba a sanar.

Todo iba mejor, comenzaba mi verdadera rehabilitación, las sesiones psiquiátricas me ayudaron a entender la nueva condición, a despojarme de lamentos y a vivir la vida tal como lo tenía pensado, con algunas pérdidas, pero también con ganancias. Según expertos, no volvería a ser el mismo, pero nada de eso pasó.

A despegar

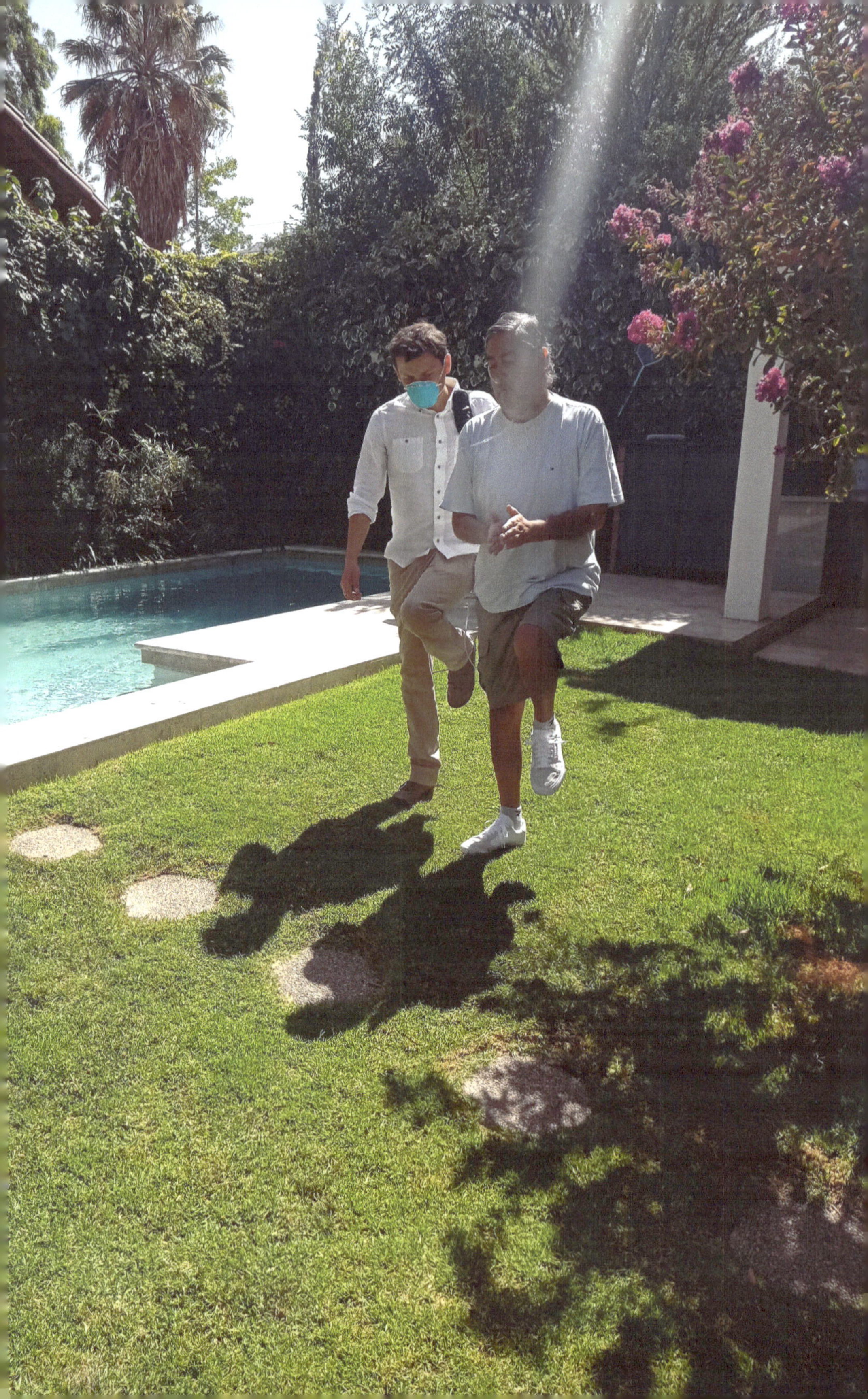

En un comienzo, mis hijos reemplazaron a los kinesiólogos. El cuidado que me dieron en cada sesiónsiempre se los agradeceré, incluso los profesionales de salud reconocieron la dedicación y el esfuerzo. Dos horas diarias de ejercicios me hicieron fuerte, las terapias de voz y las acupunturas complementaron el programa, volvía a aparecer el Sergio de antes.

Pararse solo, andar en bicicleta, subir escalones,recoger hojas de árboles, caminar por la manzana sin caer, fue mi rutina durante meses; con esas actividades lograba avances importantes. El ejercicio era exigente, me faltaba el aire a minutos de iniciar cualquier acción, era lógico, mi capacidad pulmonar había disminuido al sesenta por ciento, pero estaba feliz. Con mi tubo de oxígeno a cuestas,superaba todos los resultados esperados.

"No llegarás desde al auto a la puerta de tu casa", la frase la escuché mil veces de boca de los kinesiólogos,especialmente en las largas caminatas. Correr con el gordo Charly, nuestro perro, y la bicicleta, lo confirmaban.

El futuro se veía oscuro, pero eso me ayudaba más.

Recordaba cuando las enfermeras me tiraban piropos.

—Se está poniendo musculoso, don Sergio.

Yo sabía que eran cumplidos, pero era verdad, lograbapedalear durante sesenta minutos sin parar.

Mis amigos kinesiólogos fueron claves en la rehabilitación, los ejercicios parecían de niños, pero eran para atletas de alto rendimiento. Subir escalas, pararse, agacharse, aprender a caer y correr, formaban parte de mi rutina matinal.

El saludo diario de los vecinos, jardineros y conserjes, me motivaban cada día. Primero cien metros, luego una vuelta a la manzana, y finalmente, manejar el auto. Todo junto al celular y bajo la atenta mirada de mis hijos. Por fin, como antes, todo era alegría.

Ha pasado un año desde el contagio, los ruegos y la convicción por ganarle al destino han provocado elmilagro, se acabó la pesadilla, estoy de vuelta. Cómo no creer en Dios.

ANEXO 1

Oraciones, mensajes y los mejores deseos para sanar.

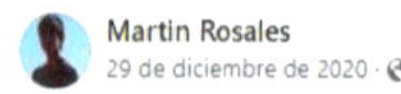

Martin Rosales
29 de diciembre de 2020 · 🌐

Hola a todos!! Espero que todos se encuentren super bien! Les cuento que mi papá ha ido evolucionando bien, está mas fuerte. Todavia le queda un poco para volver a la casa pero está mucho mejor🙏. Lo van a bajar a la UCI intermedio (Todavia no pueden porque no hay piezas disponibles hasta el momento) pero estamos super contentos por su mejoría, gracias a su esfuerzo, el muy colaborador, ordenado y con ganas de volver lo antes posible. Como contó mi mama, pudimos estar un rato en familia durante la Navidad 🎄 , nos dejaron ir los 6, fue super bonito, mi papá nos estaba esperando y super ordenadito, se habia arreglado, estaba bien peinado y con buena pinta. Cuando llegamos, el mismo se paró solo y nos dió un abrazo a cada uno😘. Estuvimos ahi un buen rato, en donde pudimos hablar de varias cosas, y ademas hicimos un amigo secreto, estuvo super bueno. Esperamos que ojala nos dejen ir a pasar el año nuevo con el, para estar en familia. Estamos mas unidos que nunca y con hartas ganas de su futuro regreso ❤️, intentando tener la casa bien linda y acogedora para cuando esté de alta. Porsupuesto tiene que seguir con sus ejercicios y rehabilitacion por un tiempo, pero sé que el le va a poner toda la energia y fuerza. 💪
Siempre agradecidos de ustedes por todo el apoyo, les deseamos como familia que tengan un super bonito año nuevo y que se cuiden mucho, un abrazo gigante a todos y nuevamente gracias! ❤️❤️

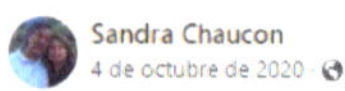

Sandra Chaucon
4 de octubre de 2020 · 🌐

Buenas Noches queridos amigos! Espero se encuentren muy bien junto a sus familias 💪💪
Les cuento que Gracias a Dios, hoy nuevamente pude ver a Sergio.
Estuvimos juntos toda la tarde, logramos una excelente comunicacion primero a través de la pizarrita (que ya domina perfectamente) y luego en el ejercicio del "hablamiento". Esta vez logró hablar de corrido y estaba muy contento porque pudo escuchar su voz (esto le preocupaba)
Me dijo q queria ver a su mamá, a los chicos e ir a Maria Pinto📱🍀🌻 , yo justo habia grabado un video de la parte del camino a MPinto q mas le gusta , algunas fotos de la casa y jardin y quedó tranquilo con ese detalle.
Fue una tarde muy linda y productiva ya q hubo una comunicacion real, me preguntó varias cosas q le preocupaban, como por ej cuanto tiempo llevaba en la clinica... no podia creer q el virus le haya hecho tanto daño, pensaba q habia tenido un accidente, le expliqué todo tranquilamente y siempre diciendole q lo peor ya habia pasado y todos admirabamos su tenacidad y fortaleza.. lo entendió bien

Resumen: Fue un dia precioso con mucha interaccion y respuestas a interrogantes q Sergio tenia y no habia podido aclarar
Tb me dijo q se ponia muy feliz cuando me veia golpear la ventana anunciando mi llegaba... le dije q a mi me pasaba lo mismo y le leí el relato en donde les conté acerca de ese lindo momento.... se emocionó al escucharlo y obviamente yo tambien.... aproveché de leerle algunos comentarios y reiterarle el cariño y preocupacion que este tremendo grupo de oración siente por él. Me pidió que les agradeciera a todos🙏

Sus pulmones siguen avanzando y la rehabilitacion continua fuerte💪
Dios quiera q pronto pueda sostenerse y caminar. Él lo desea mucho🙏🙏🙏🙏
Me despido Feliz y Agradecida de la bondad de nuestro Señor q sé q está junto a él cuidandolo y sanandolo🌱❤️🙏
Un Abrazo cariñoso — 😊 me siento agradecida.

👍❤️😮 183   110 comentarios 1 vez compartido

ANEXO 2

Mi vida hoy, ¿por qué no hacer lo que tanto quería?

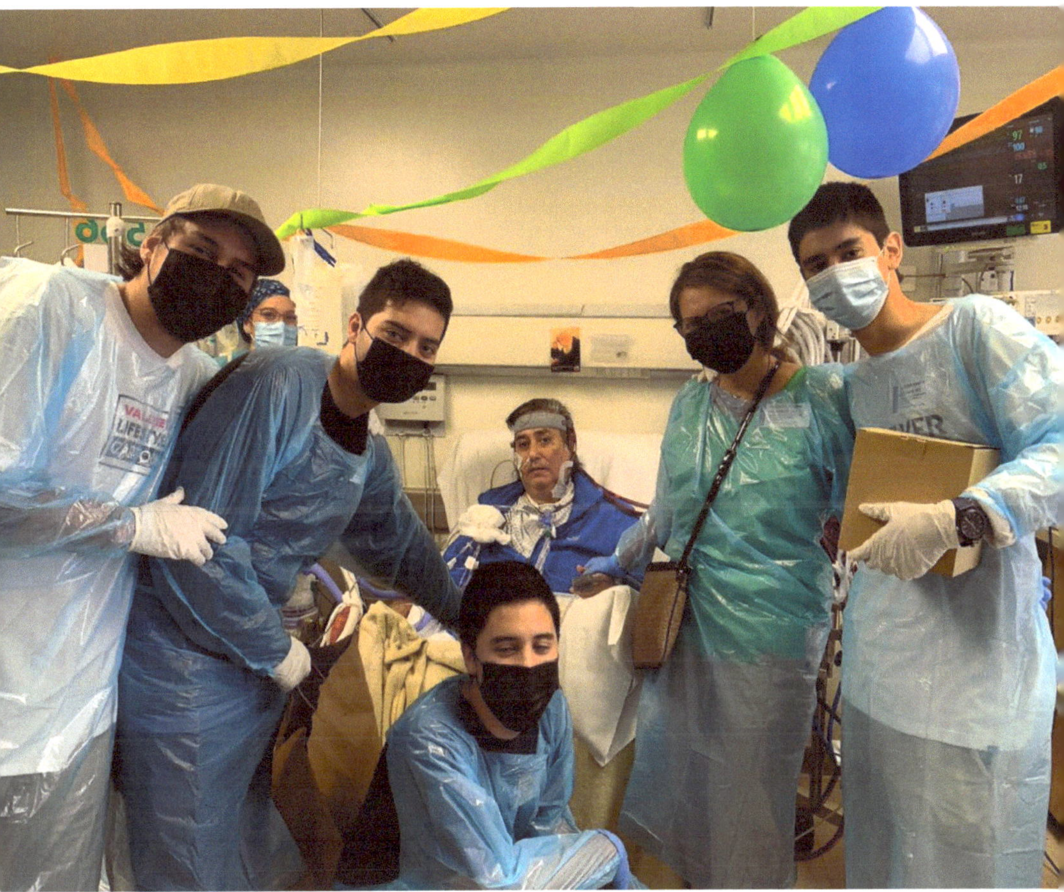

www.ingramcontent.com/pod-product-compliance
Lightning Source LLC
Chambersburg PA
CBHW040926110726
48006CB00001B/80